LETTRES

SUR

LA MÉDECINE.

SEPTIÈME LETTRE.

A PARIS,

CHEZ MIGNERET, IMPRIMEUR-LIBRAIRE,

Rue du Dragon, n° 20;

ET CHEZ LES LIBRAIRES DE L'ÉCOLE DE MÉDECINE.

1826.

IMPRIMERIE DE MIGNERET, RUE DU DRAGON, N.° 20.

AVERTISSEMENT.

Les *Lettres sur la Médecine* n'étaient point destinées à être lues par d'autres personnes que le jeune médecin à qui elles sont adressées. Les six premières ne seront probablement jamais publiées : trop d'amours-propres s'y trouveraient blessés. Une correspondance intime et secrète autorise un abandon, une liberté que la publicité ne peut admettre. Et quoique l'auteur soit ennemi de la satire personnelle, il n'a pu se défendre de lancer quelques traits contre d'orgueilleuses prétentions, d'ignobles intrigues et d'odieuses injustices. Il ne craint ni les intrigans, ni les hypocrites, mais il veut vivre en paix. Il avoue que s'il a rendu un sincère hommage au mérite, s'il a apprécié, comme ils doivent l'être, des travaux utiles, il s'est trop occupé de choses dont on ne parle plus ; il a trop sacrifié aux Dieux inconnus.

C'est tout ce qu'il peut dire au public sur ses premières lettres.

Quant à la septième, elle devait avoir le sort des autres ; mais son auteur ayant eu la faiblesse , la puérile vanité , peut-être, de la montrer à deux de ses amis , a été affligé d'apprendre qu'on en avait parlé avec une maligne joie , comme d'un pamphlet injurieux et mordant.

Il a cru devoir la publier , tenant moins au jugement du peu de lecteurs aux mains desquels il la livre , qu'à celui de M. Richerand lui-même.

LETTRES

SUR LA MÉDECINE.

SEPTIÈME LETTRE.

*A M. B...., médecin à ***, dép. de la Corrèze.*

Se altamente vuoi
Utile farti, vanità combatti,
Fatale in oggi di virtù nimica.
(SILVIO PELLICO.)

M. RICHERAND vient de publier l'*Histoire des progrès récens de la Chirurgie*, et c'est à l'examen de cet ouvrage de l'un de vos maîtres que cette lettre est consacrée.

Accoutumé que vous êtes à recevoir avec respect, à lire avec avidité, à retenir tout ce qui sort de la plume de ce brillant et savant écrivain, je dois vous préserver cette fois de l'entraînement auquel vous ont livré ses autres écrits. Les impressions de la jeunesse sont vives et durables; elle adopte sans réflexion la vérité et l'erreur, quand une voix imposante les annonce. Heureux celui qui, comme vous, doué d'un sens droit, sait cependant faire usage de sa raison et ne respecter en définitive que ce qu'elle sanctionne. *Le maître l'a dit*, est toute la raison d'un sot; le maître a des intérêts, des passions; il est homme, enfin.

Le titre du livre de M. R......., n'annonce pas tout ce qu'il contient. De nombreuses excursions sur d'autres sujets, de longues notes indiquent assez les préoccupations de l'auteur. Une idée surtout l'obsède, le domine : c'est celle du rétablissement de l'Académie royale de chirurgie, telle que la révolution l'a trouvée. Veuve de l'illustre Louis, elle était, il est vrai, languissante alors; mais avec un secrétaire perpétuel, tel que M. R..... par exemple, quel éclat ne répandrait-elle pas sur la France! quelle gloire sur la Chirurgie!

L'école de médecine qui lui a succédé comme corps savant et enseignant, cette école dont M. R..... a été l'un des élèves les plus distingués avant de devenir l'un de ses plus illustres professeurs ne peut adoucir l'amertume de ses regrets. L'unité de l'enseignement est admirable, sans doute; il l'a défendue avec autant de talent que d'ardeur; mais la « concentration des travaux scientifiques, la spécialité » devenues indispensablement nécessaires, ne sont possibles qu'avec un homme qui excite le zèle, dicte des lois à chacun, commande à tous : cet homme, c'est un *secrétaire perpétuel.*

Mais, quoi! cette précieuse unité qui a eu de si heureux résultats pour la science, et a tant contribué à son avancement, qui honore les deux branches de la médecine et pour laquelle l'éloquent professeur a si vaillamment combattu, ne se trouverait-elle pas compromise si l'on établissait une ligne de démarcation plus prononcée entre les deux thérapeutiques? Qui la sauverait des prétentions, des jalousies? Ne verrait-on pas renaître ces querelles de prééminence qui, dans le dernier siècle, ont causé tant de scandale? On ne l'a que trop scindée cette science indivisible de l'homme et de ses maladies! Ce n'est pas ainsi que ses véritables restaurateurs ont préparé ses progrès. Elle était toute entière dans l'école qu'ils ont organisée et qu'une main brutale vient de souiller.

Mais qu'ai-je dit? M. R..... (1) est ministériel, et pour un ministériel tout ce qui est, est bien, quand le ministre l'a dit.

Illustres fondateurs de notre école, Fourcroy, Thouret, Cabanis, Peyrilhe, Corvisart, Lassus!

Tous malheureux morts sans confession,

---

(1) « J'ai toujours été ministériel, dit-il, en ce sens que faire mieux m'a toujours paru impossible dans une situation toujours douteuse. » (Page 331.)

vous auriez partagé le sort de vos honorables collègues, les Chaussier, les Dubois, les Desgenettes, Leroux, Pelletan (1), si la mort eût épargné vos jours comme elle a épargné votre gloire. Tous les dévots vrais ou faux ne sont pas placés, et vous étiez philosophes!

Je ne suivrai pas pour le moment M. R..... dans sa politique; ses digressions m'y ramèneront tout-à-l'heure; et si nous ne sommes pas toujours d'accord, il me sera facile de prouver qu'il *n'est pas lui-même toujours de son opinion.*

Je dois toutefois blamer dès à présent les personnalités graves auxquelles il s'est laissé emporter. Trop d'irritabilité et de fougue d'imagination contrastent péniblement aux yeux des gens sensés, avec une profession essentiellement grave et la maturité de l'âge : comment M. R...... a-t-il pu oublier cela ? comment s'est-il à ce point laissé dominer par des préventions aveugles ?

La personnalité offensante, alors même qu'elle n'est point calomnieuse, nuit plus à celui qui s'y livre qu'à celui qu'elle frappe : la science n'y gagne rien, et l'homme de mérite qui s'y jette y perd une partie de la considération qu'il s'est acquise. La malignité est toujours disposée à attribuer à la jalousie ou à la haine ce qui n'est souvent qu'un sentiment de justice

(1) Le père, bien entendu.

pour la vérité, et d'indignation contre la fraude, la bassesse et l'intrigue.

M. R..... adopte pour la partie chirurgicale de son livre, l'ordre dit anatomique, qu'il blâme ailleurs. Ici cet ordre est peu convenable; il n'est ni logique, ni oratoire. Je le suivrai pourtant parce qu'il favorise ma paresse; et sans m'embarrasser des brusques transitions auxquelles il m'expose, je vais battre les buissons à la suite d'un renommé chasseur, en allant de la montagne au vallon, ou, sans métaphore, de la tête aux pieds.

Trépan.

Plus de vingt siècles ont passé sur l'opération du trépan, sans lui faire subir aucun changement important. On la pratique encore aujourd'hui, à-peu-près comme au tems d'Hippocrate. On est étonné de la voir figurer dans une histoire des progrès récens de la Chirurgie. Cette opération si importante dans les fastes de l'art est presque tout-à-fait abandonnée. L'anatomie pathologique, qui n'est une science nouvelle que pour ceux qui n'ont pas lu l'immortel ouvrage de Morgagni, ne se borne pas à constater les faits, à détruire les hypothèses, à faire apprécier les systèmes vrais ou faux; elle nous dévoile encore quelquefois les moyens que la nature emploie pour détruire et pour guérir. C'est par elle que nous savons comment se forment les épanchemens sanguins dans le cerveau, comment la nature s'en débarrasse.

Fistule lacrymale. — Cataracte.

Quoique M. R..... ait consacré un paragraphe à chacune de ces affections, il convient que leur thérapeutique n'a éprouvé de nos jours aucun véritable perfectionnement. Pourquoi donc en parler ?

Perforation du tympan.

Cette opération a été imaginée par M. Astley Cowper. M. R..... conseille d'y recourir dans toutes les occasions où l'on soupçonne que la perte de l'ouïe dépend de l'oblitération de la trompe d'Eustache, « ne dût-elle réussir qu'une fois sur cinquante ». Elle n'a jamais eu un succès durable; et n'est-il pas préférable de chercher à rétablir le passage de l'air par les conduits gutturaux de l'oreille, comme l'a fait dernièrement M. Deleau sur un enfant sourd-muet?

Rhymnoplastique.

Opération ridicule de l'enfance de l'art.

Fistules salivaires.

Je n'ai point la vaniteuse prétention de refaire le livre de M. R.....: ce n'est qu'après l'avoir lu que vous pourrez bien comprendre qu'il ne s'agit point ici d'une analyse.

Staphyloraphie.

Certains individus ont, en venant au monde, le voile du palais divisé dans la totalité, ou dans la moitié de sa longueur. M. Roux a imaginé pour remédier à ce vice de conformation de rendre saignans les bords de la division et de les maintenir en contact au moyen d'une suture. Cette opération à laquelle il a donné le nom de *Staphyloraphie* est revendiquée, dit M. Richerand, par le prof. Graefe de Berlin, qui assure l'avoir inventée trois ans avant que M. Roux en parlât. N'est-il pas inconvenant que sur la simple allégation du chirurgien Allemand, M. R.... accuse son collègue d'usurpation, reproche à l'Académie des sciences d'avoir sanctionné un plagiat, et à l'Académie de médecine d'avoir souffert la plus étrange mystification? Il est certain toutefois que le professeur Roux est le premier en France qui ait décrit cette opération et qui l'ait pratiquée. N'en est-il pas de cette découverte comme de toutes les autres? Les hommes que les succès de leurs émules importunent, les esprits jaloux et contempteurs sont toujours en garde pour en contester la possession ou pour en atténuer le mérite. M. R....., que ces reproches ne peuvent atteindre, s'est trop hâté de donner gain de cause au professeur de Berlin. Voilà tout ce que j'ai voulu dire.

Invagination des intestins.

Si, sur un animal vivant, on renverse en lui-même, le bout inférieur de l'intestin divisé, de manière que le bout supérieur y étant introduit, la tunique péritonéale de l'un soit en contact avec celle de l'autre, l'adhérence s'établit et la continuité du tube intestinale n'est plus interrompue. Ces expériences qui semblent devoir remettre l'invagination en crédit, n'ont pas encore été appliquées à l'homme : attendons.

Bronchotomie.

L incision du cartilage cricoïde et des deux ou trois premiers anneaux de la trachée-artère a été substituée à l'incision dangereuse du canal aérien à la partie inférieure du cou. M. R. renvoie le lecteur à sa Nosographie chirurgicale, et omet de dire que le professeur Boyer a enseigné cette opération pendant trente ans, et qu'il l'a pratiquée le premier.

Plaies pénétrantes de la poitrine.

Cet article ne contient rien de neuf. Il est là pour amener quelques mots de blâme sur la conduite d'un chirurgien célèbre qui, dans une circonstance mémorable, s'est écarté du précepte qui établit que le débridement de ces plaies est dangereux.

Anus contre nature.

M. R. préfère aujourd'hui le procédé curatif de Smokalden, celui même de Desault à la pince-mousse de M. Dupuytren.

Voyez ce qu'il disait en 1817, dans le Dictionnaire des Sciences médicales, de l'instrument de son honorable collègue (art. *hernie*).

Opération de la fistule à l'anus.

Cette opération s'est perfectionnée en se simplifiant. Quant au gorgeret que repousse M. R., on conçoit difficilement comment il peut compliquer l'opération, et comment on peut s'en passer lorsque le trajet fistuleux a plus d'un pouce.

Rétrécissement de l'urètre.

A l'importance que mettent quelques jeunes médecins à trouver le moyen de guérir les rétrécissemens de l'urètre, à celle qu'y attache M. R. lui-même, il semblerait que cette partie de la thérapeutique était, il y a peu d'années encore, dans l'enfance, et que l'humanité a eu long-temps à gémir de l'impuissance de l'art. Il n'en est rien heureusement, et si l'humanité doit souffrir, c'est des efforts qui tendent à faire retrograder la Chirurgie jusqu'au 17.ᵉ siècle. Prendre l'empreinte de l'obstacle et le détruire avec le caustique; voilà les moyens qu'on ressuscite (1) aujourd'hui, qu'on préconise outre-mesure et dont quelques-uns ont fait un objet de spéculation; comme si après avoir dépassé le point rétréci, il n'était pas facile de dilater le canal, je dirai presque indéfiniment, en remplaçant une petite bougie par une bougie plus grosse (2). C'est briser la serrure quand on tient la clef entre ses mains. Pourquoi cette maladie, si rétive, dit-on, n'a-t-elle jamais ré-

---

(1) Ce mode de curation des rétrécissemens de l'urètre se trouve décrit dans un livre intitulé : *Nouveau Traité des Maladies vénériennes*, etc., par Lemonnier ; Paris, 1688.

(2) Mon frère était tourmenté par un rétrécissement de l'urètre depuis plus de quinze ans. Appelé comme chef d'état-major dans le Midi de l'Europe, et quelques excès ayant agravé son mal, il sentit l'embarras de sa position. Il avait deux jours encore à passer auprès de moi. J'en profitai. Après une heure de tentatives, je portai une bougie emplastique jusque dans la vessie. Je la remplaçai bientôt par une sonde de gomme élastique n.° 1. Je substituai à celle-ci au bout de cinq heures, une sonde n.° 2, et j'arrivai progressivement en quarante heures, à introduire sans peine une sonde assez grosse (n.° 6.) J'avais recommandé à mon frère de pousser lui-même de temps à autre une bougie dans le canal. Il n'en fit rien, et jusqu'à sa mort, arrivée onze ans après, l'émission de l'urine a toujours été ample et facile.

sisté à l'habileté de Desault ni à l'adresse de ses élèves qui sont devenus nos maîtres?

Je viens de le dire, je crois.

Calculs urinaires, *etc.*

Je ne joindrai pas ma faible voix à la voix imposante de M. R. pour repousser vers les siècles passés les vieilles méthodes que recrépissent ces hommes

Qui veulent du nouveau, n'en fût-il plus au monde.

Hydrocèle.

Aucun procédé pour la cure radicale de l'hydrocèle n'est comparable à celui de l'injection, sous les rapports de l'efficacité et de la facile exécution. M. R. décrit avec soin la manière dont s'opère la guérison. A propos de cette méthode curative fort ancienne, que nous devons à un Anglais, vient une invocation anti-patriotique qui ne sera probablement jamais imitée par les médecins de la Grande-Bretagne qui écriront sur les progrès de notre art.

Je ne crains point de déplaire à M. R..... en caractérisant ainsi sa courte prosopopée, puisqu'il ne partage pas avec tous les hommes, de tous les tems et de tous les pays, *cette passion odieuse*, cet égoïsme qui nous fait aimer le pays qui nous a vu naître, où sont gravés nos plus doux souvenirs, où reposent les cendres de nos pères, où nous et nos enfans dormirons un jour; qui nous force de préférer aux autres hommes ceux qui l'habitent, vivent sous les mêmes lois, parlent la même langue. Cette *passion odieuse!* qui le croirait? c'est l'amour de la patrie qu'à tort, sans doute, on a nommé la passion des grandes âmes; ce sentiment puissant, universel, instinctif, qui domine tous les hommes, et même quelques classes d'animaux.

Et c'est dans un parallèle où tout est à l'avantage de l'Angleterre; c'est en exaltant cette nation aux dépens de la nôtre, en nous l'offrant pour modèle qu'on ose nommer ainsi l'amour divin de la patrie! Est-il un pays sur la terre où l'égoïsme national, sous le nom sacré de patriotisme, soit plus vif, plus intolérant, plus injuste?

Eh quoi! on insulte du nom de misérable Sycophante à la mémoire de l'homme prodigieux qui avait tout fait pour la gloire et la splendeur de la France, alors qu'au nom de l'amour de la patrie il appelle ses enfans aux armes pour repousser l'étranger de son sein!

Je m'arrête. M. R..... en vantant jusqu'aux usurpations sanglantes de l'Angleterre (1), a voulu encore « en homme libre et désintéressé », lui faire le sacri-

---

(1) Ses conquêtes dans l'Inde.

fice de notre vanité, et reconnaître que si nous avons été les premiers maîtres dans notre art :

Le temps de l'Angleterre est à la fin venu (1).

---

(1) « Cet éloge de l'Angleterre a fait dire que l'auteur » avait manqué de patriotisme. Recherchant si ce reproche » était mérité, il s'est trouvé conduit à l'examen de cette » qualité, qu'anciens et modernes ont à l'envi déifié sous le » nom d'amour de la patrie. Comment l'égoïsme, passion » odieuse chez l'individu, a-t-il été divinisé sous le nom de » patriotisme ?.... Les nations naissantes sont profondément » égoïstes, ignorantes d'abord, esclaves de leurs sensations, » et bientôt dupes de leur imagination, et gouvernées par » des terreurs chimériques. C'est alors l'âge du patriotisme. » Jamais dans leur plus beau temps, Rome, ni la Grèce » n'ont offert de modèle plus accompli de l'égoïsme national... » Voyez aussi avec quel talent ce penchant né de l'ignorance » a été encouragé, cultivé, exploité pour le malheur de notre » espèce. Je crois entendre encore ce misérable syco- » phante, etc. » (*Note*, page 320.)

On ne peut que déplorer cet écart de la raison d'un honnête homme, cette hallucination passagère qui le pousse ou le *conduit*, comme il le dit lui-même, à examiner, si complètement hors de propos, une de ces grandes questions morales qu'il paraît avoir peu comprise et méditée. M. R. prétend que sous le nom d'amour de la patrie, les anciens n'ont fait que l'apothéose de l'égoïsme individuel ; c'est-à-dire, que c'est en divinisant ce qu'il y a de plus méprisable dans l'homme, que les anciens ont obtenu de si grands résultats, et nous ont légué tant d'exemples de dévouement, d'abnégation de soi, tant d'éternels modèles de la grandeur et de la

Anévrysmes.

Nous avons déjà parcouru la moitié du livre de M. R...... Qu'avons-nous trouvé dont nos *maîtres*

---

dignité humaines ! c'est-à-dire, que les trois cents, aux Thermopyles, ne furent que des dupes ; Socrate subissant, par respect pour les lois de son pays, l'arrêt injuste qui le frappait de mort, un hypocrite ; et Caton, déchirant ses entrailles pour ne pas survivre à la perte de la liberté de Rome, un insensé ? et c'est à raison d'une question chirurgicale que M. R. a trouvé cela. O la plaisante et magnifique découverte !

Voilà donc d'un trait de plume toute l'antiquité grecque et romaine mise en défaut, et l'édifice de leurs vertus publiques ruiné par sa base. Toutefois que M. R. permette qu'à son exemple, et par forme de digression, nous fassions aussi quelques réflexions à ce sujet.

Loin que le patriotisme nous paraisse, comme à M. R., une simple transformation de l'égoïsme individuel, nous pensons qu'il en est la proscription complète et absolue. Avoir du patriotisme, aimer sa patrie dans l'acception des anciens et des modernes, probablement, c'est préférer en toute occasion les intérêts de la chose publique à ses intérêts privés ; c'est être prêt à sacrifier à la patrie soi-même et les objets de ses plus chères affections. Car il faut bien remarquer que les anciens, considérant les affections privées, et ce que nous appelons les *vertus domestiques*, comme des sentimens secondaires, en ce qu'ils tiennent réellement à l'amour de nous-mêmes, ont établi en principe que l'amour de la

doivent tant se glorifier? La perforation du tympan? Elle a été faite un bon nombre de fois en Angleterre, en France, en Allemagne, etc. Nous attendons encore

patrie devait l'emporter sur l'amour de nos proches, et même sur l'invincible tendresse qui nous attache à nos enfans.

C'est pour cela que Timoléon a été loué d'avoir immolé son frère, et Brutus d'avoir prononcé la condamnation de ses enfans.

Je ne viens pas réclamer l'admiration et le respect pour des vertus si mâles et si austères; je veux seulement prouver à M. R. que l'amour de la patrie, loin d'être, ainsi qu'il le prétend, la consécration de l'égoïsme, en était l'extirpation.

Si les anciens n'avaient divinisé que l'égoïsme, ils n'auraient obtenu que la lâcheté, et, par conséquent, les prodiges de courage et de magnanimité qui attachent un si puissant attrait à leurs histoires, n'existeraient pas.

Il est vrai que ces vertus ne peuvent plus guère être les nôtres. Mais pourquoi M. R. manque-t-il de philosophie ou même de simple réflexion, au point de confondre deux modes d'existence sociale aussi différens que ceux des républiques antiques et des états modernes, aujourd'hui que trente nations différentes ont les mêmes croyances religieuses, les mêmes tendances politiques, les mêmes arts industriels, les mêmes lois civiles, les mêmes mœurs et presque la même langue; aujourd'hui qu'entre Londres, Paris, Vienne, Berlin et Saint-Pétersbourg, il y a de si graves points de contact et de si légères différences; aujourd'hui qu'on dit la messe à Otahiti, et que l'on porte les modes de Paris aux environs de la mer Caspienne; aujourd'hui que la liberté constitutionnelle, assise sur l'isthme de Panama, étend ses ailes à-la-fois sur les deux continens du Nouveau-

qu'un seul succès durable bien constaté vienne attester l'utilité de cette invention. Son auteur, qui nie

---

Monde ? Certainement une sorte de philanthropie universelle doit remplacer le patriotisme exclusif des anciens, et nous ne devrions plus en Europe avoir d'autres ennemis que ceux qui massacrent les Grecs.

Il n'en était pas de même, il y a deux mille ans, pour un habitant d'Athènes ou de Rome. Quand un citoyen de ces deux villes, les deux foyers uniques de civilisation qui fussent au monde, disait : un *barbare*, il désignait par ce mot un homme qui, n'ayant ni le même culte, ni les mêmes mœurs que lui, étranger à ses lois et à ses traditions nationales, n'avait par conséquent avec lui aucune des affinités morales qui naissent au sein de la société. Cela était naturel, était dans l'ordre, et c'est ce juste sentiment de préférence pour ses compatriotes qui caractérisait le citoyen ; c'est cet instinct que les législateurs de l'antiquité avaient cultivé avec tant de soin, dans lequel ils avaient trouvé le ressort le plus énergique et le lien le plus vigoureux de leur organisation sociale. Ce qu'ils ont fait avec ce levier est prodigieux, admirable. Les Républiques antiques, selon la belle expression de Montesquieu, étaient du tempérament le plus propre à former des héros. Rousseau pensait comme Montesquieu. Avant eux, le plus judicieux et le plus *douteur* des hommes, Montaigne, avait rassemblé tout ce qu'il avait de ressources dans son idiôme si original et si pittoresque pour exalter les vertus patriotiques des Anciens. Tout ce qu'il y a eu de grands hommes et de beaux génies ont pensé de même ; il serait douloureux de croire, avec M. R., qu'ils se sont tous fourvoyés.

Lorsque le père de la Médecine, Hippocrate, appelé par

la possibilité de la réunion du col du fémur, « qui lit peu, dit M. R....., mais qui a pu voir », M. Astley

---

le roi de Perse, repoussa les séductions de ce monarque, et préféra l'humble état dans lequel il vivait, aux honneurs et aux richesses qui lui étaient promis, ses compatriotes aux étrangers, cette préférence fut donc le mouvement, non d'une grande ame, mais d'un esprit étroit et dépourvu de philosophie : l'affirmative est indubitable dans le système moral de M. R.

Poursuivons.

« Voyez aussi avec quel talent, ce penchant (le patriotis-
» me) né de l'ignorance, a été encouragé pour le malheur
» de notre espèce. Je crois entendre encore ce MISÉRABLE
» SYCOPHANTE, etc. »

Quel est, pense-t-on, l'homme que M. R. désigne avec une colère si âpre et en termes si odieux. C'est celui dont il est inutile de dire le nom, car ce nom est écrit par-tout. C'est ce grand et malheureux homme qui fit vingt ans l'étonnement ou la terreur du monde, et l'orgueil de notre patrie. C'est l'homme immortel, prodigieux, sur la tombe de qui toutes les passions se sont calmées et confondues en un sentiment unanime d'admiration. C'est celui dont le douloureux exil et le trépas à Sainte-Hélène ont déshonoré ses bourreaux. M. R. leur donne gain de cause, et ces deux mots, osons le dire, l'associent à cette ineffaçable flétrissure.

Que l'on accuse les écarts de l'ambition et les erreurs de la politique de Napoléon; que l'on nous fasse remarquer la vanité définitive de tant de triomphes militaires, il n'y a rien à dire sans doute, et le grand homme est justement condamné puisqu'il n'a pas été heureux jusqu'à la fin ; mais que sans nécessité, et à propos de l'Angleterre, on vienne insul-

Cowper a osé lier l'artère iliaque primitive, la sous-clavière, la carotide, et a prouvé que ce n'est pas envain qu'on peut compter sur les immenses ressources de la nature. Toute opération chirurgicale doit présenter des chances probables de succès. Qu'espérait cet habile chirurgien Anglais, en arrêtant le sang dans le tronc de l'aorte ventrale ? Que d'autres que moi admirent « l'heureuse audace » de ces hommes qu'un demi-succès console de cent revers funestes, et qui viennent nous dire avec orgueil : j'ai osé !... Quelques-uns de leurs actes barbares rappellent notre ancienne et épouvantable jurisprudence qui infligeait la torture avant la mort.

Si pour guérir une maladie très-grave, mortelle même, on peut hasarder une opération insolite, dangereuse, « sans presque aucun espoir de succès », ce ne doit pas être, et je donne cette opinion non pas

---

ter si brutalement à sa cendre encore chaude, c'est ce qui ne se conçoit pas, aux termes où nous en sommes, en matière d'opinion. C'est de la frénésie de 1815, et si ce n'était du délire ministériel, ce serait une indignité.

C'est lorsqu'il imposait ses volontés à l'Europe, qu'il fallait avoir le courage de l'appeler sycophante, car aujourd'hui, aux yeux des hommes de tous les partis, un tel mépris des convenances est intolérable. Que M. R. laisse à d'autres cette ignoble lâcheté.

Napoléon appartient à l'histoire sans doute ; mais ce ne sera point là son langage.

comme bonne, mais comme mienne, ce ne doit pas être dans les anévrismes des grosses artères des cavités. Il est des moyens d'en retarder la fin : cette fin terrible, mais prompte, mais exempte d'agonie, est une conquête sur la mort.

Nous espérions que dans le paragraphe consacré aux progrès de la Chirurgie dans les opérations hémostatiques, M. R. parlerait du mémoire de M. Pelletan sur les grands épanchemens sanguins.

Il n'en dit pas un mot; mais il décrit un procédé de son invention pour la guérison des varices. Cette opération consiste à ouvrir longuement les vaisseaux variqueux, et à faire suppurer la plaie, en plaçant de la charpie dans l'incision. Cette opération sanglante ne sera jamais entreprise dans la vue de rétablir la beauté des formes, par un chirurgien qui respecte la dignité de sa profession. Dans le but de guérir ou de prévenir une maladie, l'art n'a pas de meilleur moyen, et c'est à M. R..... qu'il le doit.

Fractures.

Je conviens avec M. R....., que dans les arts utiles, comme dans les arts d'agrément, simplifier, c'est perfectionner; mais encore faut-il arriver au but qu'on se propose. Une horloge composée d'une seule roue et qui marquerait avec précision la division du tems serait la plus parfaite de toutes les horloges; mais si cette dernière condition lui manquait, que deviendrait cette « précieuse simplicité » ? M. R..... qui condamne les instrumens et les appareils dans le traitement des fractures, qui proclame l'inutilité et les dangers de ces sortes de moyens, oublie que la Chirurgie n'en a point d'autres ; qu'une bande et un peu de charpie sont un appareil et que la main est un instrument. Les dangers ! où sont ils? dans l'inhabileté de ceux qui emploient ces moyens, comme le bâton du vieillard ou la serpette du jardinier dans la main d'un enfant. Les dangers ne sont pas là, mais bien dans l'imprudente audace de ces hommes qui, sans espoir comme sans pitié, portent sur nos organes le fer et le feu (1), et nouveaux Erostrates ne demandent d'autre gloire que le vain plaisir d'entendre proclamer leur nom ; de ceux qui, à une opération courte, simple, facile, substituent de longues et trop souvent inutiles souffrances (2).

Desault n'est plus pour M. R..... « *Cet homme que recommandent éminemment à la postérité l'exactitude, et la méthode qu'il a introduites dans l'étude de l'anatomie ; dont les procédés hardis et simples portaient tellement l'empreinte du génie, qu'on eût dit qu'il inventait, alors même qu'il exécutait les méthodes connues.* (Nosog. chir.)

---

(1) Extirpation de toute la mâchoire, du col de l'utérus, de l'utérus lui-même, etc.

(2) Résections des extrémités de l'humérus, du fémur et du tibia.

« Desault, plus artisan qu'artiste, a eu la plus fâ-
« cheuse influence sur la Chirurgie, qui languirait
« encore ou s'égarerait chaque jour dans les fausses
« routes qu'il lui avait ouvertes, si nous n'étions par-
« venus à secouer le joug de son autorité. Cependant
« ce grand génie rapetisse chaque jour, tandis que
« chaque jour ajoute à la gloire de l'Académie royale
« de Chirurgie, etc. »

Ah! nous y voilà!

Desault peu satisfait de l'enseignement insuffisant, imparfait de l'ancienne école, en créa une qui montra toute la nullité de l'autre, et qui attira de toutes les parties du monde de nombreux élèves. C'est à cette école que se sont formés Boyer, Dubois, Lallement, Bichat, Petit de Lyon, Ribes, Larrey, Richter, Rougemont, Young, Assalini, qui ont répandu ses doctrines dans toute l'Europe, tandis que cette Académie, pour le rétablissement de laquelle M. R..... présente de si longues requêtes, n'a laissé aucun monument vivant de sa gloire ; car si l'on excepte quatre ou cinq de ses membres qui furent dignes d'entrer dans la nouvelle école, et qui appartenaient plus à celle de Desault qu'à l'école royale de chirurgie,

Le reste ne vaut pas..........

A Dieu ne plaise qu'on croie que je n'apprécie pas comme ils doivent l'être les encouragemens que l'Académie accordait, les écrits qu'elle nous a laissés et dont elle avait le monopole. Il faut des livres sans doute; mais il faut des hommes qui les comprennent : et Desault a formé de ces hommes-là.

Amputations.

Il était difficile d'ajouter à la perfection des procédés opératoires relatifs aux amputations : ne pouvant trouver mieux, on a cherché les moyens de faire plus vîte. Abattre un membre, comme un découpeur adroit dépèce une aile de volaille est le comble de la perfection. *Sat bene, si sat citò.*

Tenez-vous-en toujours, mon cher B***, au vieux précepte de l'école; et surtout ne coupez jamais la jambe dans le genou, ni la cuisse dans l'articulation coxo-fémorale, à moins qu'un boulet de canon n'ait fait les trois-quarts de la besogne (1).

Garengeot dit : « Si l'on peut conserver une partie du pied, il est prudent de faire l'amputation dans le pied même. »

(1) En 1756, l'Académie de Chirurgie proposa pour sujet du prix qu'elle donnait tous les ans, la question suivante : *Dans le cas où l'amputation dans l'article paraîtrait l'unique ressource pour sauver la vie à un malade, déterminer si on doit pratiquer cette opération, et quelle serait la méthode la plus avantageuse de la faire.* Cette question resta long-temps au concours. L'auteur du mémoire couronné se prononça en faveur de l'opération, sans l'avoir jamais pratiquée, sans décrire même le procédé opératoire. (Voy. *Prix de l'Acad. de Chir.*, tome IV.)

La méthode de Chopart présente quelques difficultés d'exécution que M. Richerand a fait disparaître par d'heureuses modifications.

C'est sans doute dans le passage de Garengeot que nous venons de citer et dans quelques mots encore sur la possibilité d'enlever un ou plusieurs os malades, que M. R...... a cru voir une indication précise de l'amputation simultanée des cinq os du métatarse telle que l'a décrite M. Lisfranc, et telle qu'on la fait aujourd'hui. Il n'en est question, que je sache, dans aucun traité d'opérations. Je me trompe, un chirurgien anglais l'a pratiquée deux fois, mais d'une manière assez défectueuse pour expliquer le silence de l'auteur de *l'Histoire des Progrès récens de la Chirurgie*.

On ne peut donc contester à M. Lisfranc la gloire d'avoir soumis cette opération à des règles précises. Dans un rapport fait à l'Académie des Sciences sur le Mémoire où ces règles sont exposées, Percy raconte, avec une candeur bien rare, qu'il a fait cette amputation en 1789 sous les yeux de Louis, qu'ils ont eu beaucoup de peine à trouver l'interligne des os du tarse qui étaient tous sains et de ceux du métatarse, les seuls qui fussent manifestement malades; qu'il s'en tira fort mal, quoiqu'il eût sous les yeux le pied d'un squelette et qu'il eût répété la leçon sur le cadavre.

Il est bien important sans doute de conduire à une prompte guérison le malade qui, pour sauver ses jours, a fait le sacrifice de l'un de ses membres. Aussi s'est-on attaché à trouver les moyens d'accélérer la cicatrisation de la plaie qui résulte de cette mutilation, et la réunion immédiate a été proposée.

Il faudrait, je crois, quand on écrit l'histoire des progrès récens d'une science, indiquer les points d'où sont partis ceux qui l'ont perfectionnée. M. R. ne l'a pas fait ici: il dit seulement « que c'est encore à la Chirurgie anglaise que nous sommes redevables des essais en ce genre.

Voyons.

En effet, Lowdham, chirurgien à Oxford, est le premier qui, en 1679, ait eu l'idée d'appliquer la réunion immédiate aux amputations de la jambe seulement. On fit peu d'attention à cette proposition, et ce ne fut que dix-huit ans après, que le hollandais Verduyn, après avoir employé cette méthode, la décrivit dans un ouvrage qui a pour titre *Dissertatio epistolica de Nova Artuum descurtandorum ratione*. En 1702, Sabourin de Genève la proposa à l'Académie des Sciences, qui attendit, avant d'asseoir son jugement, que l'expérience eût prononcé. Verduyn et Sabourin connaissaient-ils l'ouvrage obscur de Jacob Young, intitulé : *Currus triomphalis a Therebintho*, où se trouve la lettre dans laquelle Lowdham a parlé de la réunion immédiate, après l'amputation de la jambe? On l'ignore; mais il est certain qu'ils la tirèrent de l'oubli et lui donnèrent, au commencement du 18.ᵉ siècle, une vogue passagère. Les Anglais ne l'ont adoptée, cette méthode, que long-temps après, et ils l'appliquent exclusivement à toutes les amputations. M. R., qui, en France, a été un de ses plus ardens promoteurs, pour en prouver les bienfaits, exagère peut-être les inconvéniens de l'autre méthode : on ne fait plus la levée du premier appareil selon le procédé douloureux qu'il décrit.

« Les vieux praticiens, qui persistent dans les idées avec lesquelles ils ont vécu », prétendent, et M. R. en convient lui-même, qu'il est des circonstances qui contre-indiquent la réunion immédiate. Ils disent que les avantages que ses partisans lui reconnaissent se retrouvent dans l'ancienne méthode, et dépendent moins du mode de réunion que de la manière dont l'opération a été faite; ils disent encore que la saillie et la dénudation de l'os tenant à une cause particulière, la réunion immédiate n'en préserve pas; que la forme du moignon n'y gagne rien; qu'à la vérité la guérison est quelquefois plus prompte par la méthode *anglaise*; mais qu'elle peut devenir plus longue, si une partie de la plaie vient à suppurer, surtout si c'est près de l'os que la réunion a manqué ; car celui-ci baigné par le pus, s'altère et meurt; de là une fistule qui durera plusieurs mois. Ils ajoutent encore que si la ligature d'une artère a été omise, il se formera dans le moignon un dépôt sanguin qui obligera de détruire la cicatrice; ils objectent qu'une hémorrhagie dont les conséquences sont beaucoup plus graves est celle que fournit le principal tronc artériel que la ligature peut couper avant sa complète oblitération, et qu'alors il faudra lier l'artère plus haut, faire enfin l'opération de l'anévrysme.

Voilà en très-peu de mots les raisons qui ont déterminé « *quelques vieux praticiens* à persister *dans les idées avec lesquelles ils ont vécu* ». J'en connais qui y ont apporté quelques modifications, et c'est dans leurs écrits qu'il faut les chercher. D'autres, sans rejetter absolument la réunion immédiate, sont bien loin de l'avoir adoptée, d'en faire une méthode exclusive.

Ablation des cancers.

M. R..... pense avec Alex. Monro et le Prof. Boyer, que les cancers doivent être regardés comme une maladie incurable, et que leur extirpation chirurgicale est constamment suivie de la récidive. Cet article de l'ouvrage sur lequel j'ose m'expliquer avec tant de franchise, est fort intéressant; mais, ainsi que beaucoup d'autres, il n'indique aucun progrès de l'art. M. R..... signale des entreprises téméraires dont il n'a pas voulu s'abstenir lui-même, et qui ont eu les plus déplorables résultats. Son procédé pour l'ablation du cancer des lèvres s'éloigne tellement des méthodes ordinaires, qu'on croirait difficilement à sa réussite, s'il ne l'attestait par un fait très-curieux. De nouveaux essais nous feront bientôt connaître les circonstances qui repoussent cette nouvelle opération, celles où on doit y recourir. C'est aussi à l'expérience et au tems que nous en appelons pour savoir si les cancers mammaires *enkystés*, signalés pour la première fois par M. R..... sont moins sujets que les autres à se reproduire.

Mais je peux, dès à présent, vous dire ce que je pense du procédé de M. Aumont, pour l'extirpation du testicule. Au lieu d'inciser sur la partie antérieure de la tumeur, M. Aumont propose de l'attaquer par sa face postérieure pour éviter la lésion des artères scrotales, et rendre l'écoulement du pus plus facile. Ces très-faibles avantages ne peuvent compenser les graves inconvéniens qui résultent, 1.° du tiraillement du cordon des vaisseaux spermatiques, 2.° de l'impossibilité de le découvrir assez haut pour en isoler l'artère, ou en couper une portion, s'il est malade, 3.° de sa ligature totale.

« C'est, dit M. R....., en finissant ce paragraphe, « c'est un progrès bien réel qu'avoir osé porter sur le col de l'utérus, soit l'instrument tranchant, soit le caustique ». Et moi, *j'ose* dire que ces opérations sont, aux yeux des hommes instruits et consciencieux, la honte de ceux qui osent les entreprendre. Elles sont inutiles contre les véritables cancers qui ne guérissent jamais; inutiles contre les engorgemens inflammatoires qui guérissent sans elles; inutiles contre les tumeurs fibreuses qui ne guérissent pas, mais qui n'empêchent pas de vivre; inutiles enfin contre le prolongement du museau de tanche qui n'est point une maladie. Elles ne sont donc jamais utiles, et elles sont toujours dangereuses.

Après avoir parlé très-brièvement et en passant, des coarctations de l'anus auxquelles M. Boyer a trouvé le véritable remède, et de l'opération de la lithotomie sur la femme, selon le mode opératoire de M. Dubois, le prof. R..... termine la partie scientifique de son livre par un court examen de l'influence qu'ont eue, sur les progrès de la thérapeutique chirurgicale, les nouvelles théories pathologiques. Il blame, avec raison, le ton dogmatique et vraiment injurieux de M. Broussais envers le vénérable Pinel; puis il ajoute : « Il n'en est point dans l'étude des sciences et des arts utiles comme dans la carrière des lettres et des beaux arts. Ici les succès et les travaux des devanciers, bien loin de favoriser les efforts de leurs successeurs, rendent pour ceux-ci la carrière plus ingrate et les succès plus difficiles. Pour nous, au contraire, partant du point auquel ont conduit la science ceux qui nous ont précédés, il sera bien difficile que, même avec un médiocre talent, elle ne nous doive quelque chose; un nain monté sur les épaules d'un géant, découvre un horizon plus étendu que le géant lui-même ». Ne peut-on pas, en suivant la comparaison, dire que le nain fera sourire de pitié s'il a la prétention de rapetisser le géant et d'être plus grand que lui. Rousseau a dit que pour désabuser le ridicule avorton, il faut le mettre à terre. Dépouillez ces découvertes modernes de ce qu'elles ont d'emprunté et de prétentieux, et ditesnous ensuite que Desault « n'eut qu'un génie tout mécanique.

Sans doute quelques unes de ces découvertes que M. B... indique à peine, sont importantes ; on a introduit dans quelques points des modifications utiles ; on examine maintenant, et on ne regarde plus comme démontré ce qu'on croyait par habitude ; à part quelques esprits ardens et avides de renommée, les hommes d'aujourd'hui se livrent plutôt à des travaux matériels et durables qu'aux écarts de l'imagination ; ils préfèrent l'exactitude au nombre, la vérité nue aux brillantes erreurs.

La Chirurgie fera de nouveaux progrès.

Croire tout découvert est une erreur profonde,
C'est prendre l'horizon pour les bornes du monde.

Les bornes de la science ne sont point fixées encore, quoi qu'en pensent ces esprits superficiels qui ont puisé leur savoir dans les Dictionnaires, et qui vont sans doute s'étonner que M. R..... n'ait pas élevé jusqu'aux nues ces admirables inventions, ces travaux du génie, ces précieuses découvertes qui causent leur surprise et qu'ils contemplent avec admiration. Le règne des Dictionnaires passera, tandis que les bons livres, ceux mêmes que déparent quelques erreurs du moment, mais que recommandent un style pur, animé, un savoir profond, où l'on peut puiser, comme dans ceux de M. Richerand, une instruction solide, resteront pour attester la gloire de leurs auteurs et les véritables progrès de la Chirurgie.

Paris, 1.er janvier 1826.

www.ingramcontent.com/pod-product-compliance
Ingram Content Group UK Ltd.
Pitfield, Milton Keynes, MK11 3LW, UK
UKHW020217180726
13838UKWH00005B/2037

9 782329 307480